脳がみるみる若返る
速聴®ドリル

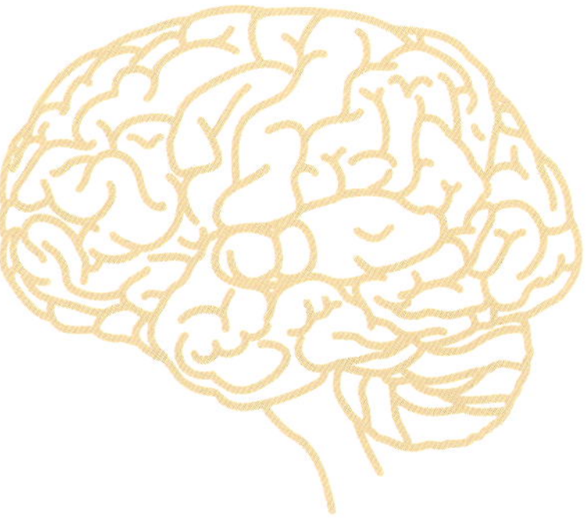

篠原 菊紀 著　　田中 孝顕 監修

きこ書房

目次

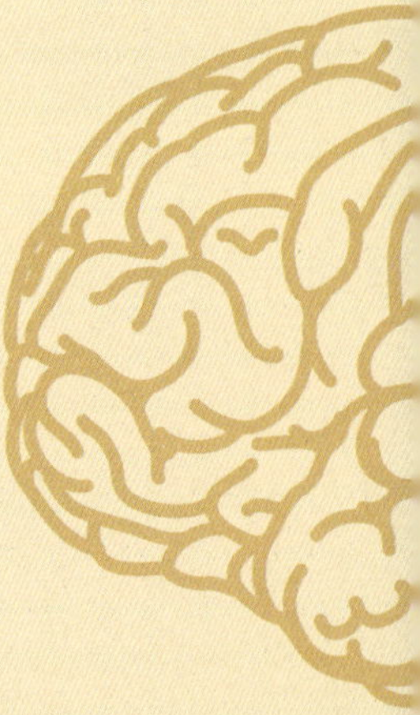

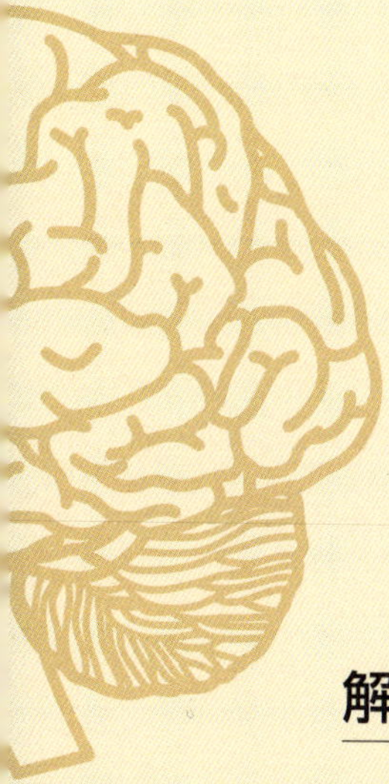

4

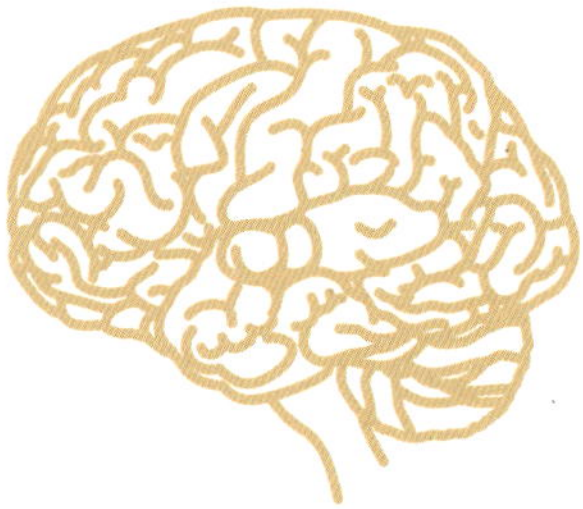

脳がみるみる若返る
速《そく》聴《ちょう》®ドリル

諏訪東京理科大学教授
篠原 菊紀

※「速聴」は、（株）エス・エス・アイの登録商標です。

脳がみるみる若返る　速聴®ドリル

諏訪東京理科大学教授　篠原 菊紀

脳への関心の高まり

ここ数年、脳への関心はとどまることを知らず、テレビの情報番組や新聞・雑誌などでも、ごく当たり前のように取り上げられるようになりました。

脳の出来、不出来は生まれつき決まっている――誰もがこんなふうに思っていたのも、今や昔の話。

さまざまな研究から、今では自分の努力次第で、いつでも、何歳になっても「脳を鍛える」ことは十分に可能だということがわかってきました。

「速聴®」による脳力開発®

本書では、「速聴」という手法を採用しています。

「速聴」とは、通常よりも速い音声を聴く脳力開発技法です。このことで意識の集中を促し、脳の情報処理速度を上げ、さまざまな脳力の向上を目指します。

後述しますが、私たちは「速聴」が脳の活性化に有効であるということを、科学的に証明するための実験を行っています。現在までの実験結果でわかった「速聴」による効能は次のとおりです。

「速聴」を継続して行うことによって、聴くことに関わる感覚性言語野（ウェルニッケ中枢）だけでなく前頭葉[※1]も刺激されます。そのため、特に言語性短期記憶、およびその並列処理（デュアルタスク）に関する脳力が増す可能性が高いと考えられます。これは、「速聴」によって脳の情報処理速度が増すことによると推測されます。通常よりも速い情報提示に対応できるようになると、情報処理の潜在速度が増すと考えられます。

情報処理速度が増せば、ある事柄（例えば仕事）の処理にかかる時間が短くなり、たくさんの仕事ができるようになります。また、同じ仕事をするにしても、いろいろなところに気遣いできる（多重作業）ようになるのです。

「速聴」を行うことで、脳のどの部分が、どのように鍛えられるのでしょうか。そのメカニズムを理解することで、より効果的で着実な脳力開発が期待できます。

※1）思考、運動、言葉を発するなどの働きをする部分で、ヒトらしさの中枢と考えられている。

脳の構造と言語理解の仕組み

通常、耳から入った聴覚情報や目から入った視覚情報は、脳内の「感覚性言語野（ウェルニッケ中枢・角回）」に送られ、そこで言語情報として理解されます。

そして言葉として理解された情報は、言葉を文法的に組み立て、（言葉を発する際の）顔や舌などの筋肉を制御する働きを持つ、「運動性言語野（ブローカ中枢）」に達し、初めて話をしたり文字を書いたりすることができるようになります。

図1　言語情報理解時の脳の働き

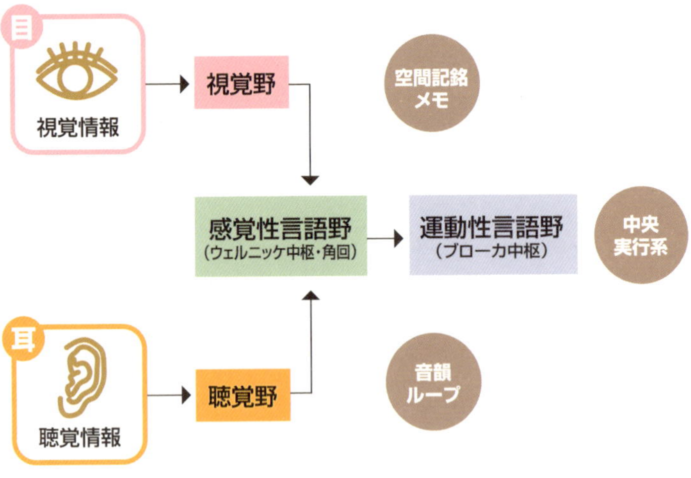

図 2　脳の基本構造

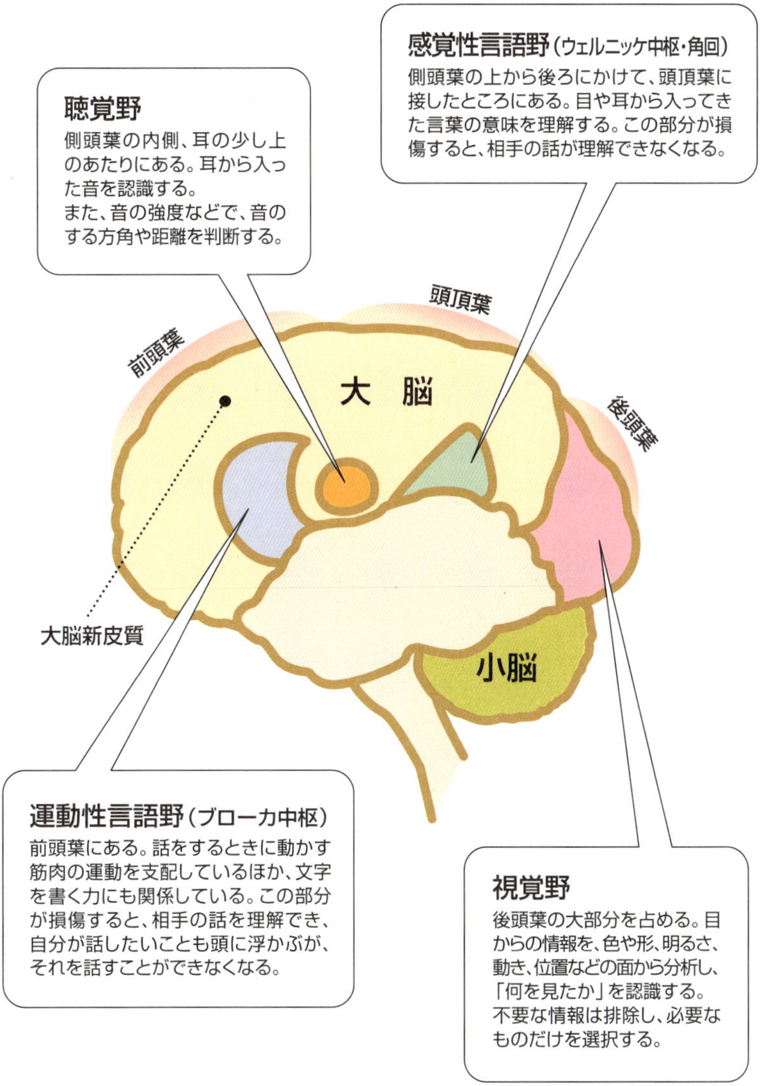
感覚性言語野（ウェルニッケ中枢・角回）
側頭葉の上から後ろにかけて、頭頂葉に接したところにある。目や耳から入ってきた言葉の意味を理解する。この部分が損傷すると、相手の話が理解できなくなる。
聴覚野
側頭葉の内側、耳の少し上のあたりにある。耳から入った音を認識する。
また、音の強度などで、音のする方角や距離を判断する。
頭頂葉
前頭葉
大　脳
後頭葉
大脳新皮質
小脳
運動性言語野（ブローカ中枢）
前頭葉にある。話をするときに動かす筋肉の運動を支配しているほか、文字を書く力にも関係している。この部分が損傷すると、相手の話を理解でき、自分が話したいことも頭に浮かぶが、それを話すことができなくなる。
視覚野
後頭葉の大部分を占める。目からの情報を、色や形、明るさ、動き、位置などの面から分析し、「何を見たか」を認識する。
不要な情報は排除し、必要なものだけを選択する。

前頭葉を鍛える

ところでここ数年、「脳を鍛える」というキーワードが話題になっています。特に音読や単純計算をすることにより、脳の前頭葉の活動を高めることが見いだされ、注目を浴びているのです。

前頭葉の主な機能は、「集中」「短期記憶と記憶の引き出し」「並列処理（デュアルタスク）」「読解」など、情報処理と出力です。

つまり具体的な事柄から、何かを引き出し処理し、出力すること——抽象的で多重な情報処理が、前頭葉の仕事なのです。

ですから、「速聴」時に前頭葉が活発に働いていることが確認できれば、「速聴」で、これらのさまざまな脳力の向上が期待できるのです。

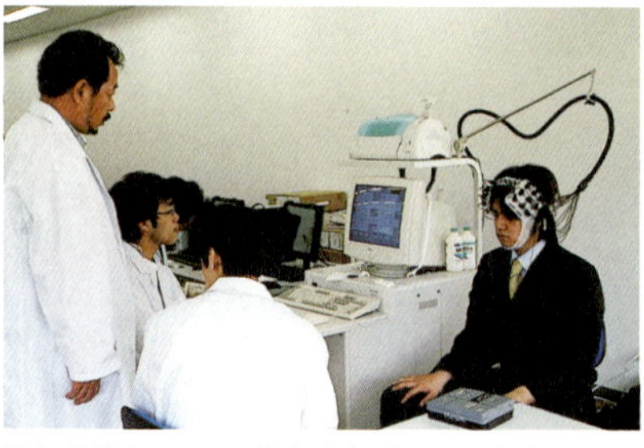

「速聴機」による「速聴」時の脳活動を測定している様子
（諏訪東京理科大学 篠原研究室にて）

前頭葉の活動について

そこで、「速聴」を行うことで前頭葉の活動が活発になるのか、実験を行いました。

近赤外線によって脳活動を推定する光トポグラフィ装置[※2]を使って「速聴」経験者と、「速聴」未経験者について、「速聴」時の前頭葉活動をそれぞれ調べたのです。

そして普通の速度で聴いているときに比べ、「速聴」によってどの程度賦活[※3]するのかを比較しました。

その後、未経験者が「速聴」トレーニングを約1カ月間継続して行った後の前頭葉活動の変化も調べました。また、高齢の「速聴」経験者に「前頭葉機能」[※4]テストを実施し、同年齢の未経験者の成績と比較しました。

以下、結果とともに「速聴」の有効性について紹介していきます。

※ 2）最新の脳イメージング法（脳を可視化する方法）の一つで、近赤外線を照射して反射光を拾うことで、脳の活動状態が測定できる装置。

※ 3）反応や働きを活発にさせること。活性化させること。

※ 4）並列処理力（デュアルタスク力）や短期記憶力などをみるテスト。

「速聴®」経験者は前頭葉が賦活しやすい

図3は2.5倍速の音声を聴いているとき、前頭葉の各部位が通常速度のときに比べ、どの程度賦活しているかを示したものです。

ご覧のように、経験者の方が全体に賦活しています。

図3　2.5倍速時の前頭葉活動の平均値

2.5倍速による前頭葉活動（通常速度比）が「速聴」経験者の方が強かった。

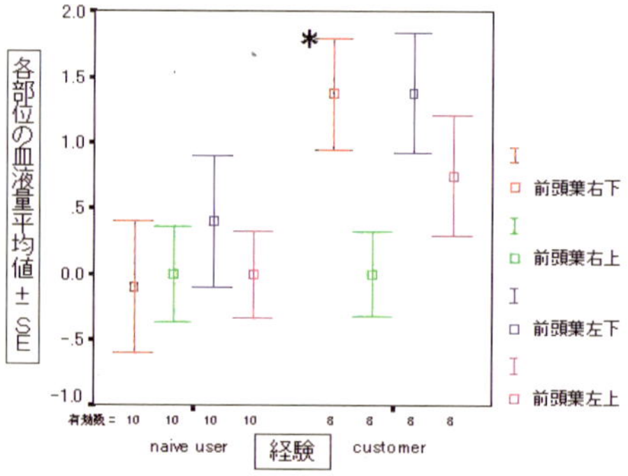

（「naive user」が未経験者、「customer」が経験者）

- 前頭葉右下で有意に高かった。
- 左上、左下も高い傾向にあった。
- 「速聴」を継続することで、速い聴覚刺激に対する前頭葉活動が高まると考えられる。

この経過をトポグラフィで表示すると、図4のようになります。

「速聴」経験者は、1倍速→2.5倍速と速度を上げることで前頭葉活動が高まっていることがわかります。

図4　2.5倍速の前頭葉トポグラフィ（通常速比）
「速聴」経験者は賦活している。

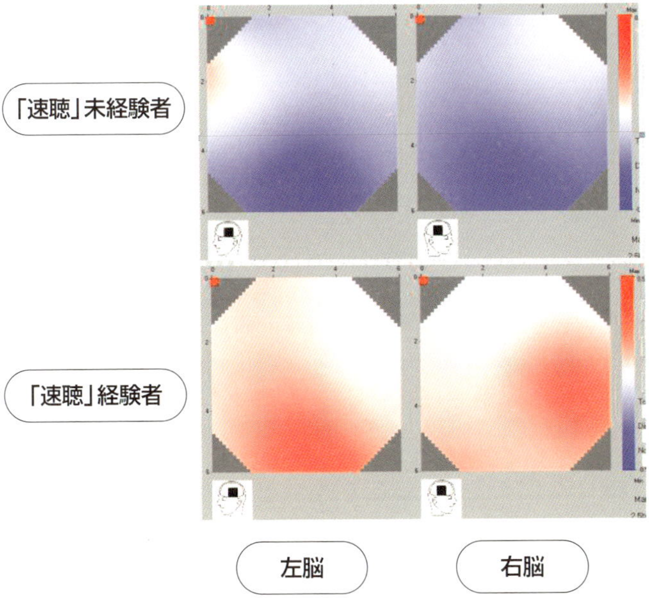

「速聴®」経験者は速度が速い方が賦活する

「速聴」経験者は、聴き取れる最大速度で活動が高まります。特に前頭葉左前部（ワーキングメモリー[※5]に関わる）と、右下（イメージ処理に関わる）の活動が高まっていました。

このことから、「速聴」経験者は速い聴覚刺激に対して、全体的なイメージをとらえつつ、きめ細かな処理を行っているものと考えられます。

図5　速度を上げた場合の「速聴」経験者のトポグラフィ
「速聴」経験者では、速度が増すと前頭葉活動が高まった。

2.5倍速トポグラフィ

最大速トポグラフィ

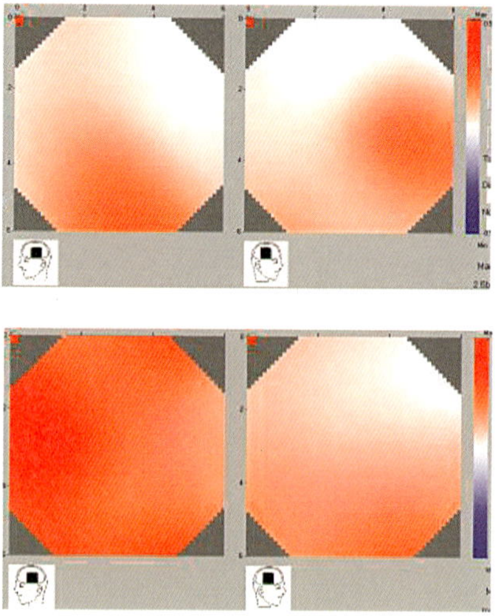

※5）短期記憶とその引き出しおよび出力。

継続が脳力アップのコツ

次に私たちは、「速聴」を行ったことのない未経験者に継続して「速聴」トレーニングをしてもらいました。

未経験者が「速聴」を約１カ月間／１日15分程度行うことで、前頭葉活動に変化がみられました。

当初、未経験者では、2.5倍速時、前頭葉の賦活はみられませんでした。しかし、トレーニング後、2.5倍速時の右下の賦活が有意に高まり、左前部も賦活傾向にあったのです。

2.5倍速時には低下した右上（注意に関わる）の賦活も、最大速時には有意に高いという結果が出ました。最大速時は、右上だけでなく、2.5倍速時に比べて、全体的にも賦活していました。

これらの結果から、「速聴」を継続して行うことで、脳の中に速い聴覚刺激に反応しやすいネットワークが形成されていると考えられます。

加齢による脳機能低下の防止

また私たちは、「速聴」経験のある高齢者の前頭葉機能が、未経験者の同じ年齢層の人と比べて変化があるのか、調べてみました。

比較したのは、かなひろい、ストループテストなど典型的な前頭葉機能テストの成績です。

結果「速聴」経験者の方が、かなひろいテストなどの言語処理的なテストで高い点数を取っていました。また、全体的に反応時間が短い傾向にありました。特に、70 代の被験者では突出していました。

この結果からも「速聴」が、前頭葉の情報処理速度を増し、その機能を高めるといえそうです。

加齢にともなう脳機能の低下は、一時的に記憶を保持しながら、二重、三重の作業を行う脳力で顕著です。そして、そうなるのは脳全体の情報処理速度の低下のためだ、という有力な説があります。

このドリルでは、低下しやすい並列処理力の現在の度合いを確かめ、かつ皆さんの情報処理速度が上がるように工夫しました。ぜひ挑戦してみてください。

集中力を高める

最近、久保田 競氏（日本福祉大学教授、医学博士）らは、「速聴」未経験者が（音声による）「文の正誤判断」を、速度を変えて行うと、速度が高いほど前頭葉が賦活すると報告しています。

これは、「文の正誤判断」では、単に高速音声を聴くよりも注意が喚起されていることを示していると考えられます。すなわち、「速聴」経験者が高速音声を聴いているときの集中力は「文の正誤判断」時並みに高いということです。

また、「速聴」経験者の前頭葉の賦活を考えると、「速聴」を行うと、少なくとも集中力、イメージ力などの脳力を高める可能性があると思われます。

このことから、「速聴」を行うときには、一語一語に注意を注ぎ、なおかつ、いわんとする話の内容を画像的に浮かべるようにして音声を聴けば、より効果的であるといえるでしょう。

本書添付の「速聴」CDも、この点に注意して聴くことを心掛けてください。

右脳を開発する

「脳」が右脳と左脳に分かれているということは、既に皆さんご存知でしょう。

現在の脳科学では、従来いわれていたほど右脳左脳の機能は分離しておらず、その協調的なネットワークこそ重要だと考えられています。しかし、その協調的なネットワークを鍛えるためには、やはり「イメージ脳」と

図6　右脳と左脳の主な役割

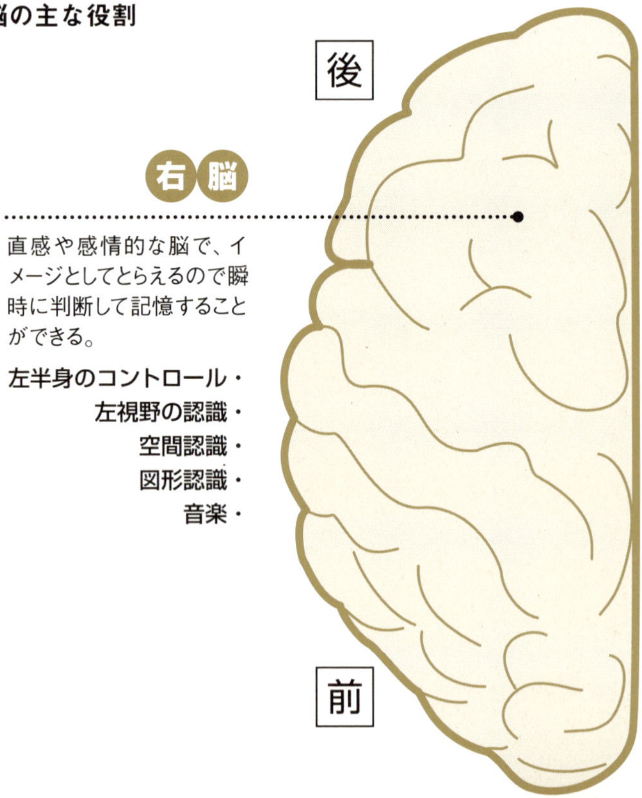

呼ばれてきた右脳（直感や感情的な脳で、瞬時に判断、記憶することができる）、特に前頭葉の右側を活性化することが必要です。

これまでのデータから、「速聴」によって、この部位が活性化する可能性が高いことがわかりました。**このことは「速聴」によって、発想が促されやすくなることを示唆します。**速聴CDから流れる文章全体をイメージしながら注意深く聴けば、右脳⇔左脳のネットワークが進みます。

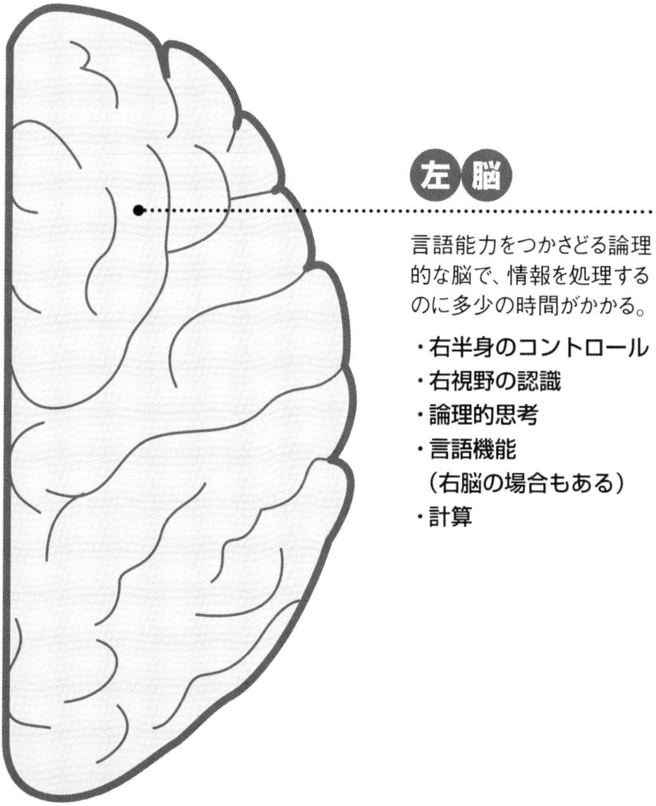
左脳
言語能力をつかさどる論理的な脳で、情報を処理するのに多少の時間がかかる。
・右半身のコントロール
・右視野の認識
・論理的思考
・言語機能
（右脳の場合もある）
・計算

本書の仕組み

脳年齢チェック

正解した問題の得点を集計することで、あなたの脳年齢がわかります。解答・得点一覧は、71ページ以降をご覧ください。また、問題をくり返し行うことで記憶力や集中力、並列処理力といった諸脳力を高めることが期待できます。

「速聴®」CD

本書の問題は添付の「速聴」CDとともに行います。難易度がアップするにつれてCDの音声も速くなっています。「速聴」は、通常よりも速い音声を聴くことで意識を集中させ、脳の情報処理速度を上げ、諸脳力の向上を目指す脳力開発技法です。

制限時間

すべての問題には制限時間が設けてあります。あくまでも目安ですが、早く答えようとすることが、情報処理速度を上げることにつながります。

★ 難易度

「速聴」CDの音声の速さにしたがい、難易度をつけています。★が増えるにつれて難易度がアップしていきます。

区切りマーク

各問題の終わりを知らせる区切りマークです。「ポーン」という効果音で、問題の終わりを知らせます。

難易度

★

1 倍速～ 2 倍速

まずは練習してみましょう。

これから行う問題は、「並列処理力（デュアルタスク力）」をみるものです。「並列処理力」とは、複数の知的作業を同時に処理していく脳力です。これはさまざまな仕事を的確にこなしていく上で必須の脳力です。また、他人の心を推測し自分の心と折り合いをつけていくためにも必要です。前頭前野※がこの脳力を担いますが、残念ながら年齢を重ねることにより低下しやすい脳力でもあります。

まずはじめに、4ケタの数字を憶えていただきます。次に、簡単な問題に答えていただきます。そして最後に、はじめに憶えた4ケタの数字を答えていただきます。

これらの流れが1セットで1つの問題となっています。

では始めましょう。

※脳の前頭葉の大半を占める、額からこめかみあたりの脳。
ヒトになってから大きく発達した。

次の数字を憶えてください。

7 1 3 9

制限時間 10秒 すぐ次ページへ進んでください。

「ウサギはライオンより大きい」

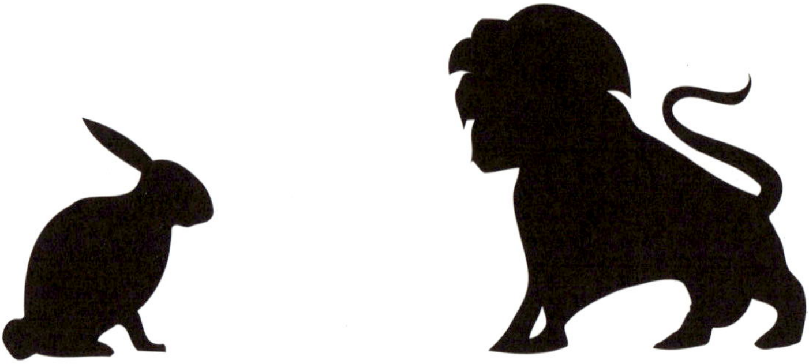

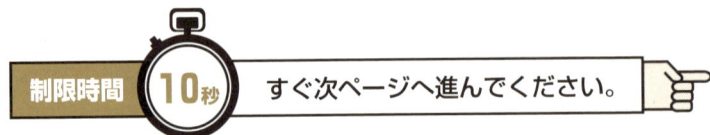

（　正しい　・　正しくない　）

制限時間 10秒 すぐ次ページへ進んでください。

先ほど憶えた数字を答えてください。

（　　　　　　　　）

制限時間 10秒 すぐ次ページへ進んでください。

26

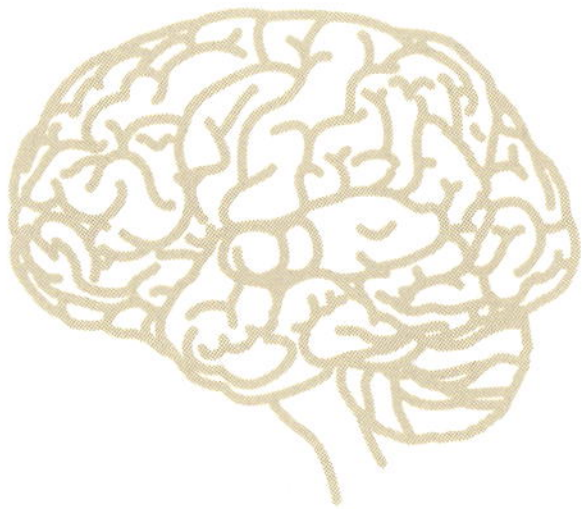

次の数字を憶えてください。

3 5 1 2

制限時間 10秒 すぐ次ページへ進んでください。

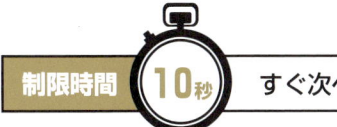

「夏は冬より暑い」

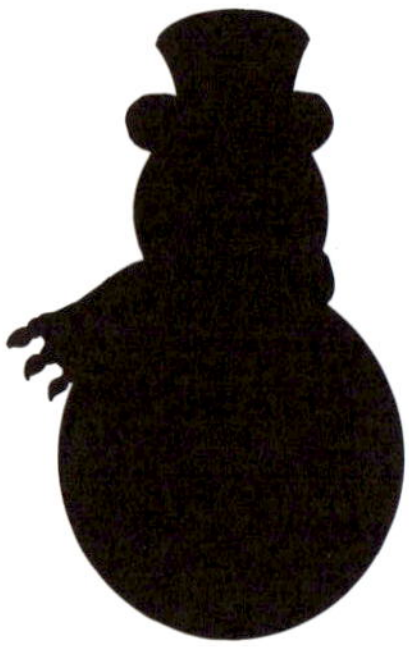

（　正しい　・　正しくない　）

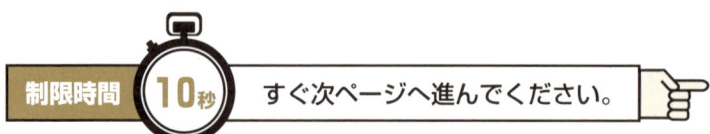

制限時間　10秒　すぐ次ページへ進んでください。

先ほど憶えた数字を答えてください。

（　　　　　　　　　　）

制限時間 10秒 すぐ次ページへ進んでください。

いよいよ本番です。

それでは２倍速で、音声を聴いていただきます。

憶えていただく数字は、４ケタ、５ケタ、６ケタと増えていきます。

では始めましょう。

次の数字を憶えてください。

2 1 6 3

制限時間 10秒 すぐ次ページへ進んでください。

「青信号の意味は止まれである」

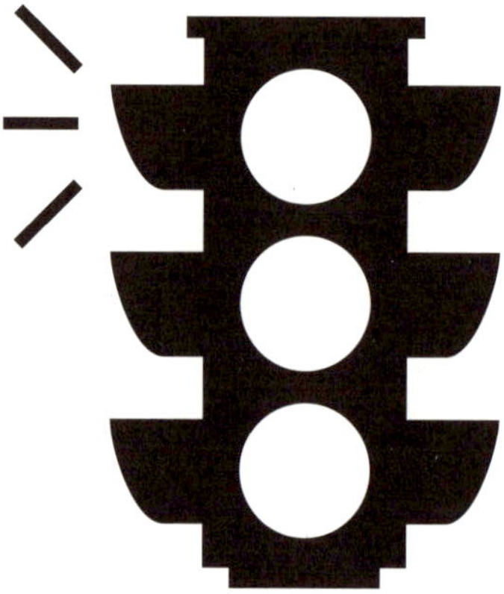

（　正しい　・　正しくない　）

制限時間　10秒　すぐ次ページへ進んでください。

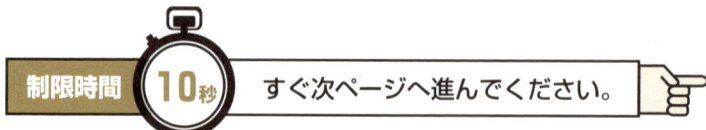

先ほど憶えた数字を答えてください。

（　　　　　　　　）

制限時間 10秒 すぐ次ページへ進んでください。

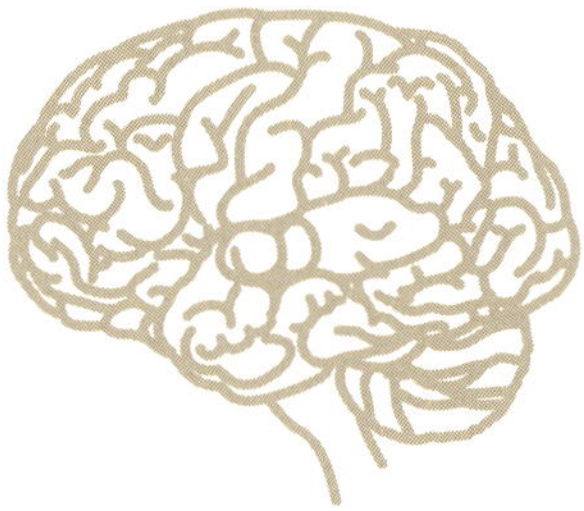

35

次の数字を憶えてください。

3 7 6 4

制限時間 10秒 すぐ次ページへ進んでください。

「1円玉は100円玉より小さい」

（　正しい　・　正しくない　）

制限時間　10秒　すぐ次ページへ進んでください。

先ほど憶えた数字を答えてください。

（　　　　　　　　）

制限時間　10秒

すぐ次ページへ進んでください。

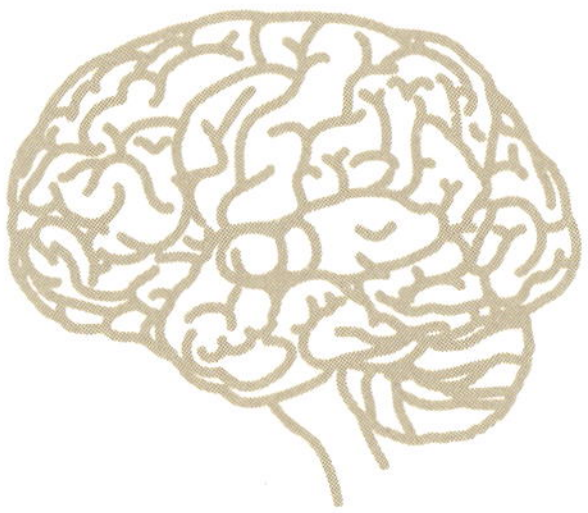

次の数字を憶えてください。

5 7 2 1 9

制限時間 10秒 すぐ次ページへ進んでください。

「ダチョウはニワトリより足が遅い」

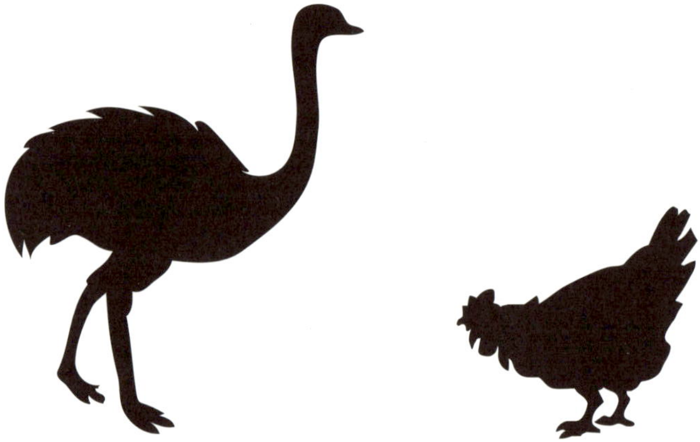

（　正しい　・　正しくない　）

制限時間 10秒 すぐ次ページへ進んでください。

先ほど憶えた数字を答えてください。

（　　　　　　　　）

制限時間 10秒

すぐ次ページへ進んでください。

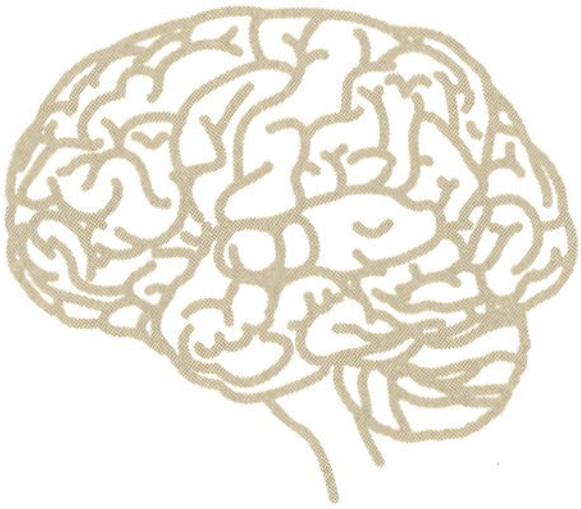

次の数字を憶えてください。

2 3 8 6 4

制限時間 10秒 すぐ次ページへ進んでください。

44

「キリンはゾウより鼻が長くない」

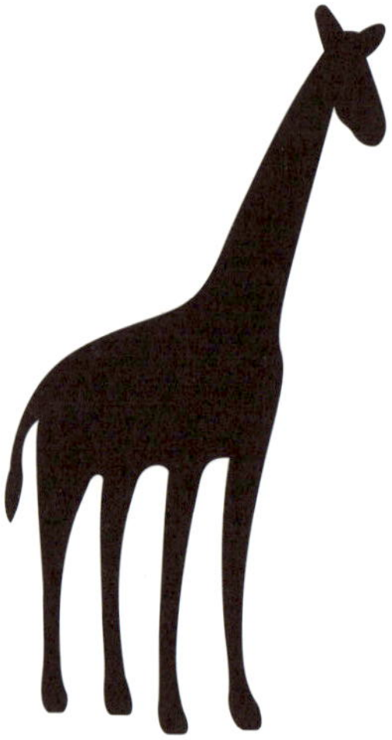

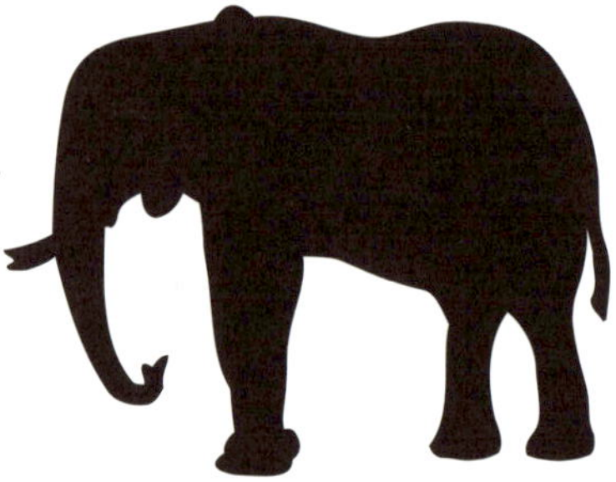

（　正しい　・　正しくない　）

制限時間　10秒　すぐ次ページへ進んでください。

先ほど憶えた数字を答えてください。

(　　　　　　　　)

制限時間 10秒 すぐ次ページへ進んでください。

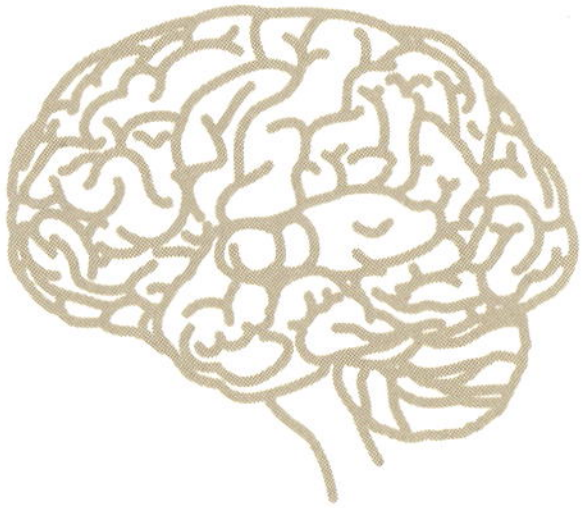

次の数字を憶えてください。

1 6 3 8 5 4

制限時間 10秒 すぐ次ページへ進んでください。

「ウマは肉食であって草食ではない」

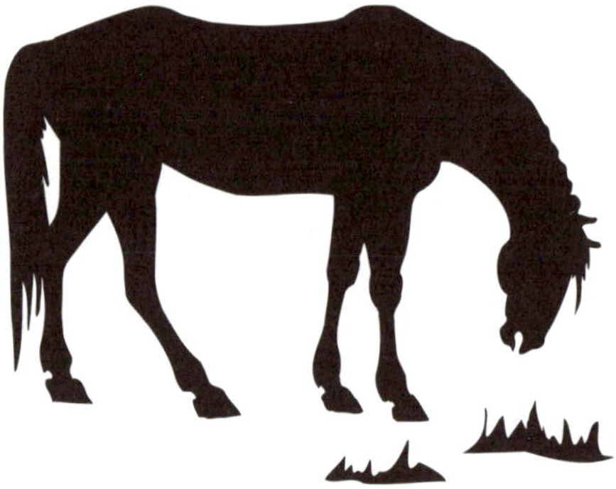

（　正しい　・　正しくない　）

制限時間　10秒　すぐ次ページへ進んでください。

先ほど憶えた数字を答えてください。

（　　　　　　　　）

制限時間 10秒 すぐ次ページへ進んでください。

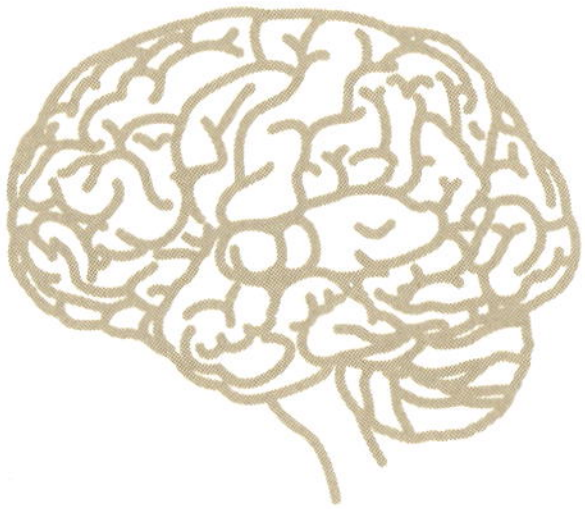

難易度

★★★

3倍速

　これから行う問題は、「集中力」や「短期記憶力」、「読解力」をみるものです。「集中力」とは、必要な事柄に注意をそそぎ続けられる脳力です。「短期記憶力」とは、数十秒から数十分という短い時間、ものごとを記憶する脳力です。また、「読解力」とは全体の文脈をイメージしつつ一つひとつの文章を正しく理解する「並列処理力」の一種です。

　まずはじめに、3倍速で集中力に関する文章を聴いていただきます。最後に、文章の内容についての5つの問題に、答えていただきます。

　では始めましょう。

※問題文出典
『さあ！ 今日から成功しよう』（ナポレオン・ヒル著、田中孝顕訳、きこ書房刊）

ただ今、聴いていただいた文章について、これから５つ問題を出します。

問題 1

最も成功する人が身につけている習慣は次のうちのどちらですか。
1つ選んでください。

1）さまざまな分野に努力を分散する

2）一度に１つのことだけに集中する

（　　　）

制限時間　10秒　すぐ次ページへ進んでください。

問題 2

失敗したときにするべきことは何ですか。2 つ選んでください。

1） アリバイ工作

2） 原因究明

3） 責任転嫁

4） 事実を直視

5） 無視

（　　　）　（　　　）

制限時間 10秒 すぐ次ページへ進んでください。

問題 3

登場した人物は誰ですか。
3 つ選んでください。

1）ナポレオン・ヒル

2）トーマス・エジソン

3）チャールズ・リンドバーグ

4）ヘンリー・フォード

5）ジェームズ・ファーリー

6）フランク・ロイド

7）アンドリュー・カーネギー

（　　　）（　　　）（　　　）

制限時間 10秒　すぐ次ページへ進んでください。

問題４

登場したのは何の達人ですか。
１つ選んでください。

1）　早口言葉

2）　記憶

3）　計算

（　　　　）

制限時間　10秒　すぐ次ページへ進んでください。

問題 5

**「1 つの事業にすべてを懸けよ。何があってもそれに全身全霊を捧げるのだ」これは誰の言葉ですか。
1つ選んでください。**

1） フランクリン・ルーズベルト

2） ナポレオン・ヒル

3） アンドリュー・カーネギー

4） ロナルド・レーガン

5） ジョセフ・マーフィー

（　　　）

制限時間 10秒 すぐ次ページへ進んでください。

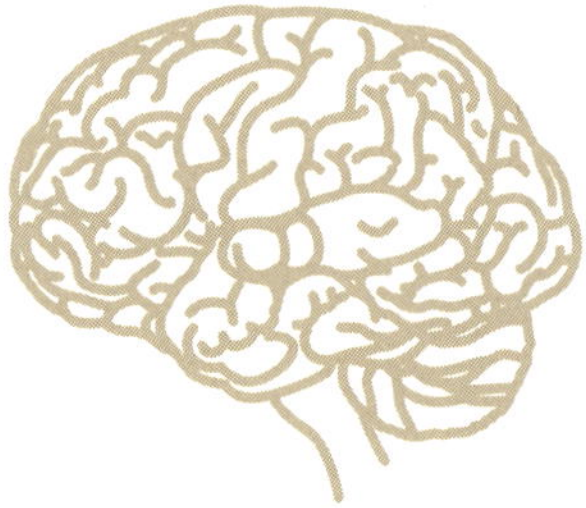

難易度

★★★★

4倍速

　これから行う問題は、「短期記憶力」や「集中力」、さらに「情報処理速度」をみるものです。通常より速い音声を理解するためには、脳の情報処理速度が速くなければいけません。

　まずはじめに、先ほど3倍速で聴いた文章を、4倍速で聴いていただきます。次に、通常の速さで12の言葉を読み上げます。最後にその言葉の中から、文章に出てきた言葉を6つ選んでください。

　では始めましょう。

※ 61 ～ 63 ページの文章を、音声に合わせて目で追ってください。

一つのことに集中する

最も成功する人は、さまざまな分野に努力を分散するのではなく、一度に一つのことだけに集中する習慣を身につけている。

失敗したときは、その原因の究明に全力をあげ、謙虚になって事実を直視するべきである。なぜなら、そうすることによってのみ、その原因のくり返しを回避できるからである。

失敗の責任を逃れるためのアリバイ工作をしたり、責任転嫁をすることに集中すべきではない。これは失敗のくり返しの準備をすることだから、失敗を祈るのとまったく同じ効果しかないのだ。

人間は集中力を身につけることで、一つの貴重な宝を身につけることができる。その宝とは信頼できる記憶力である。

ある有名な作家が、フランク・ロイドという有名な建築家とのインタビュー記事を全国誌に掲載するよう依頼を受けた。

インタビューは２時間続いたが、この作家がメモをとらないことをロイドは不思議に思い、理由を尋ねたところ、こんな返事がかえってきた。

「メモはちゃんととっています。私はメモ帳も鉛筆も使わずにメモをとるように訓練を積んだ記憶力を使って、内容をメモしているのです」

翌日、ロイドはインタビューのゲラ刷りを渡された。驚いたことに、その内容は正確無比で、直しを入れる必要のある箇所がまったく見つからなかった。

集中力という習慣の効用として、人の話をしっかり聴けるようになるということだけでなく、見て聴いたことをしっかり記憶できるようになるということもある。

人を紹介されて数分で忘れてしまう主な理由は、相手の名前を教えてもらったときに集中できていないからである。

ジェームズ・ファーリーという記憶の達人は、会った人の名前をほとんど完璧に暗記する力を持っていたと言われている。これには彼の創意工夫があった。

初めての人を紹介されると、「お名前のつづりを教えてください」と言うか、相手の名前をくり返して自分でつづりを言い、「それで合っていますか」と言うか、どちらかの方法を使ったのだ。

アンドリュー・カーネギーは、かつて次のように言った。
「一つの事業にすべてを懸けよ。何があってもそれに全身全霊を捧げるのだ」

これほどの集中力があったからこそ、彼の創設した鉄鋼会社は大発展を遂げることができたのである。
大成功を収める人は誰でも、自分の持っているものすべてを、一つの目標を達成するために集中することからスタートする。そして、目標を達成するまで一つの路線に集中し続ける。
新しい目標をいくつか設定して分散するのは、それからである。
さて、あなたの集中力の度合いはどの程度か。あなたが達成しようと考えている人生の目標は何か。そのための明確な計画を持っているか。もし持っているなら、次の段階にどんな障害があっても、自分が選んだ道を突き進む不退転の決意を持って、その目標の達成に集中しなさい。

問題

文章に出てきたのは、どの言葉ですか。6つ選んでください。

教師　　成功　　ペン

作家　　車　　名前

(　　　)(　　　)(　　　)

記憶力　消しゴム　集中力

新　聞　表現力　メモ帳

(　　　)(　　　)(　　　)

制限時間 10秒 すぐ次ページへ進んでください。

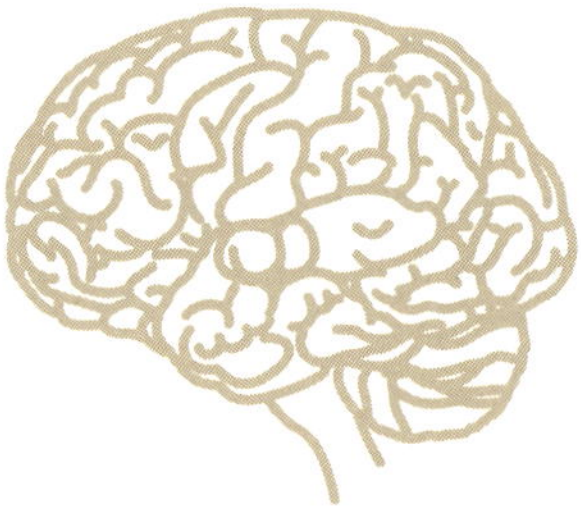

難易度

★★

2倍速

これから行う問題は、「集中力」「短期記憶力」「読解力」をみるだけでなく、「馴《じゅん》化《か》」というものを実感していただくものです。「馴化」とは、脳が慣れるために起こる現象です。

4倍速のあと2倍速を聴くと、最初より聴き取りやすくなっていることがわかります。これは脳内で速さに対する「馴化」が起きたことを示しています。

まずはじめに、先ほど4倍速で聴いた文章を、2倍速で聴いていただきます。最後に文章の内容についての問題に答えていただきます。

もし2倍速がゆっくりと聴こえるようになれば、あなたの頭の回転が速くなっていることを示しているといえます。これは短期的な効果ですが、くり返すことで脳の情報処理速度が上がる可能性があります。

では始めましょう。

問題

建築家フランク・ロイドが、ある作家とのインタビューの中で非常に驚いたことは何ですか。
1 つ選んでください。

1）見事な速記術で一言一句、完全に書き取った

2）一切メモをとらずに完全な記事を書き上げた

3）まずい言葉を素晴らしい美文に仕上げた

（　　　）

制限時間 10秒 すぐ次ページへ進んでください。

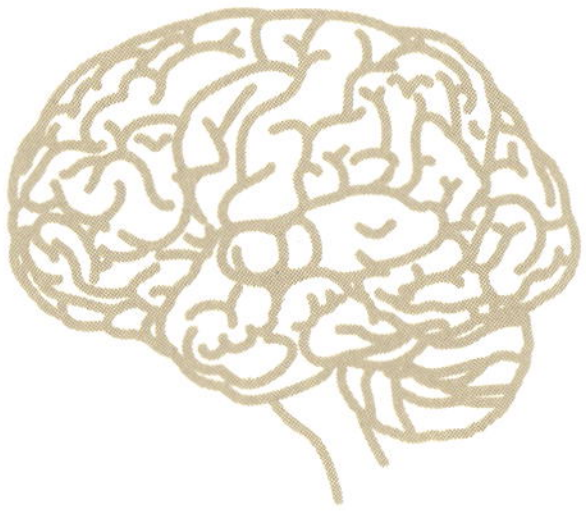

解答・得点一覧

脳年齢チェック

解答・得点一覧

各問題の正解の合計点を出してください。

難易度★（両方できて正解とする）

	解答		得点
P.31	正しくない	2163	3点
P.35	正しい	3764	3点
P.39	正しくない	57219	4点
P.43	正しい	23864	4点
P.47	正しくない	163854	5点
		合計点	(A) 点

難易度★★★

	解答	得点
問題1	2	6点
問題2	2	6点
	4	6点
問題3	5	6点
	6	6点
	7	6点
問題4	2	6点
問題5	3	6点
	合計点	(B) 点

難易度★★★★

	解　答	得　点
問題	成功	5点
	作家	5点
	名前	5点
	記憶力	5点
	集中力	5点
	メモ帳	5点
	合計点	(C)　　点

難易度★★

	解　答	得　点
問題	2	3点
	合計点	(D)　　点

あなたの脳は何歳でしょう。
それぞれの問題の点数（A）～（D）を足してください。
合計点であなたの脳年齢を判定します。

(A)□点 ＋ (B)□点 ＋ (C)□点 ＋ (D)□点 ＝ □点

判定は、次のページです。

あなたの脳は果たして何歳？

脳年齢チェック！！

70点以上

推定脳年齢 20～30代

新しいことをぐんぐん吸収できる柔らか脳

あなたの脳はまだまだ成長しています。脳神経細胞はネットワークを張りめぐらせ、多種多様な情報を敏感に受け入れようとしています。記憶力、集中力も心配することなく、発想力も磨かれ、ますます輝きを増していくことでしょう。活性化している脳を衰えさせないように、脳に刺激を与えつづけましょう。

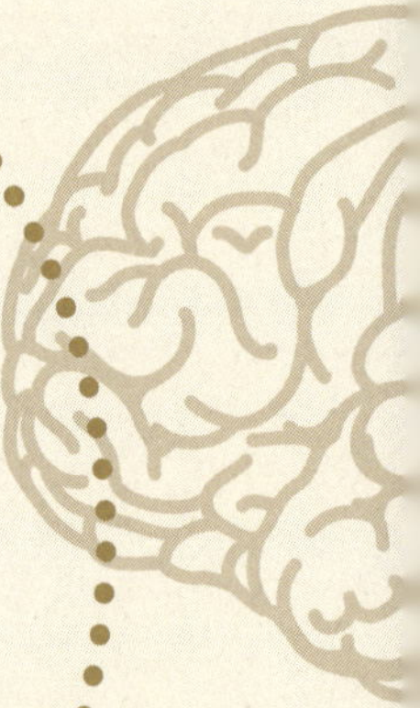

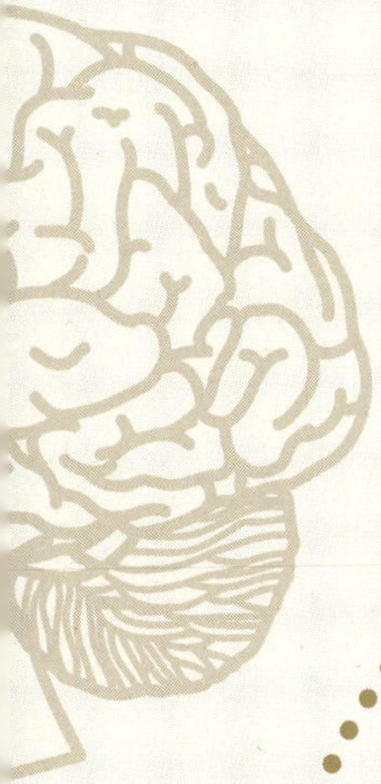

31〜69点以上

推定脳年齢40〜50代

興味のあることにしか働かないカチコチ脳

あなたの脳は少し衰えが見え始めています。物忘れやのみ込みの悪さなど、自覚症状を感じることもあるのではないでしょうか。脳が本来の力を十分に発揮できるように、毎日少しずつでもトレーニングをする必要があります。少しずつでも「速聴」を始めてみましょう。

30点以下

推定脳年齢60〜70代

今すぐ刺激が必要なグッタリ脳

大変残念なことですが、あなたの脳は成長をやめてしまっています。記憶力や思考力の衰えだけでなく、やる気すら失っている状態ではありませんか。このままでは脳の機能は衰えるばかりです。一刻も早く刺激を与え、眠ったままの脳を起こしてあげてください。

◎前頭葉を働かせるコツ――その１

まねは学習の第一歩

私たちが何かを学習し始めるときには、脳の中にある「ミラーシステム」という部分が活動します。運動性言語野（ブローカ中枢）、頭頂葉、運動前野（運動野の少し手前）のネットワークです。

ここは、その名のとおり、他人の言語や動作に対して「鏡」のように反応し、人をまねることで活発に働きます。

そしてこの部分は、私たち自身が動作の計画を立て、モニタリングを行い、音や動きを保持し、言葉を組み立てるための場所でもあります。

つまり、何かを学習するときにまず働くシステムは、他人の行為を写し取るシステムであると同時に、自分の行為を生み出すシステムでもあるのです。

そのため、何かを始めるときには、まずそのことの上手な人や成功者をよく見てお手本とし、まねすることが大切です。これは、脳の機能からも非常に効率的な学習方法といえるのです。

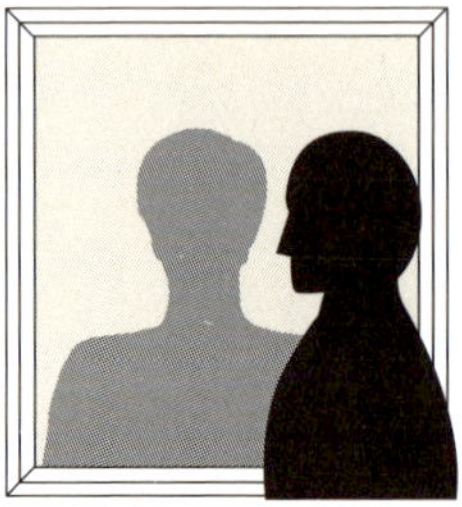

◎前頭葉を働かせるコツ——その２

相手の心を推測する力を身につけよう

まだよくわかっていませんが、他人の心を推測する力には、前頭葉の右側が関係しているという説があります。これは、「速聴」でも、賦活することがわかった部分です。また、人の顔と名前を覚えるといったことでも、前頭葉の右側の活動は目立ちます。

右脳がイメージ脳といわれることがあるように、前頭葉右側は主にイメージに関わってきます。つまり、イメージの組み立てこそ、他人の心を推測する基礎である、というわけです。

人の心は、時々刻々と変化していくものです。それを次々と処理し、記憶していくことが、他人の心を動的なものとして理解していく基礎である、と考えられます。

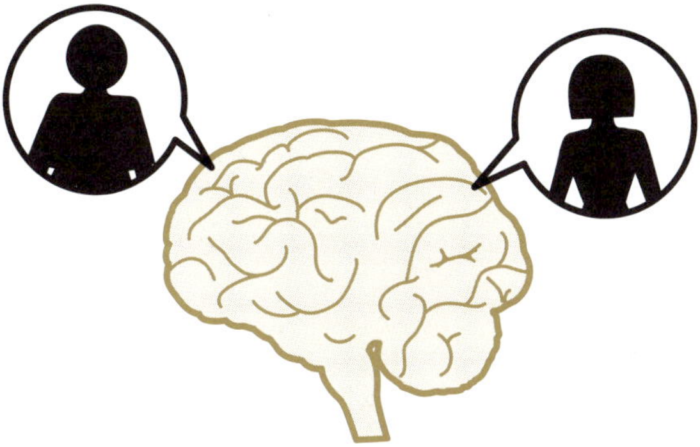

◎前頭葉を働かせるコツ――その３

脳にいい食事とは？

「ま・ご・わ・や・さ・し・い」が元気な脳を育てます。できるだけ多品目の食事をとりましょう。

豆類

枝豆、納豆、黒豆、いんげん豆など。

ごま類

黒ごま、白ごま、ごま和えなど。

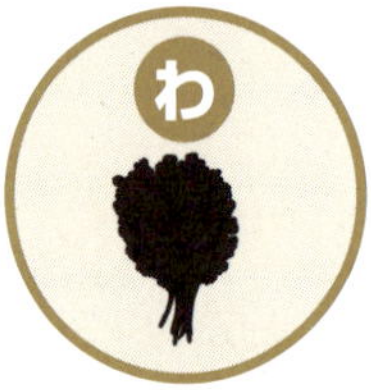

わかめ、海藻類

わかめ、こんぶ、ひじきなど。

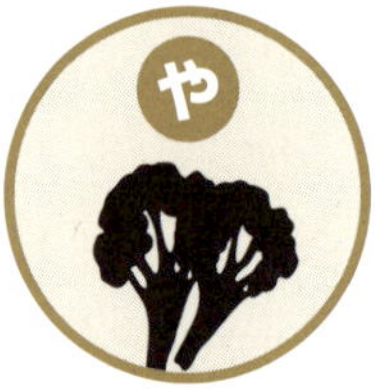

野菜類

トマト、キャベツ、ほうれん草、ブロッコリー、カリフラワーなど。

魚類

さんま、いわし、あじなど、特に青背の魚。

しいたけ、きのこ類

しいたけ、えのき、エリンギなど。

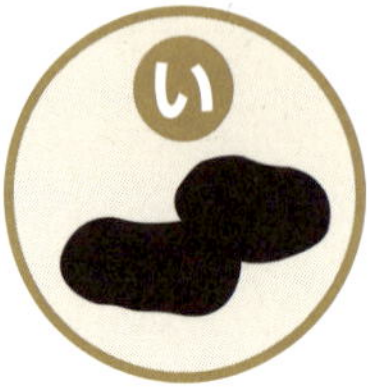

いも類

さつまいも、じゃがいも、ながいもなど。

バランスのいい食事こそ最上の脳サプリメントなのですが、一応ご参考までに脳に効くといわれているサプリメントを挙げておきます。

βカロチン	抗酸化作用。頭の働きを支える。
ビタミン B_1	日本人に最も不足しやすいビタミン。糖質を代謝する。疲労回復のビタミンでもある。
ビタミンC	抗酸化作用。コラーゲンをつくるのに不可欠で、風邪の予防から生活習慣病の予防まで効果的。
ビタミンE	抗酸化作用。若返りのビタミンと呼ばれ、血液循環をよくする。
カルシウム	細胞の機能低下を防ぐ。情緒の安定にも効果的。
亜鉛	新しい細胞の生成や組織の代謝に関係。
DHA	ドコサヘキサエン酸。中性脂肪や血中のコレステロール値を抑制。血栓症予防や血圧降下に効果的。
EPA	イコサペンタエン酸。血圧降下作用。
マルチビタミン マルチミネラル	各種のビタミンあるいはミネラルを組み合わせたもの。複合作用が期待できる。
プロテイン	効率よくたんぱく質が吸収できる。
イチョウ葉エキス	ヨーロッパでは、医薬品として脳の血流の改善目的で用いられている。抗酸化作用。老化防止。

◎前頭葉を働かせるコツ――その４

動作を使ったトレーニング

ひとりジャンケン

ひとりでジャンケンをします。

「ジャンケングー」、「ジャンケンチョキ」、「ジャンケンパー」と口でいいながら、右手をこの順に出します。左手は、右手に勝つように出します。パー、グー、チョキの順です。

最初はゆっくり、徐々にスピードをつけて5セット行います。

次は、左手が負けるように5セット行いましょう。

手組み指上げ

まずはじめに、手を組みます。それから、右手の親指、人差し指、中指、薬指、小指、左手の親指、人差し指……の順に立てていきます。

これも最初はゆっくり、徐々にスピードをつけて5セット行います。

いずれのトレーニングも、運動の調整に深く関わる小脳の働きが基礎になりますが、初期、あるいは軽い混乱が起きたときの修正場面では、前頭葉、特にイメージ操作に関わる右側が強く関与します。

５セット目がスムーズにできるようなら、あなたの小脳⇔前頭葉系はいい感じです。多少混乱して慌てても、少し間を置いて何とかできるようなら、まあまあOKといえるでしょう。

しかし、セットを重ねても少しもスムーズにならず、かえってどんどん混乱するようなら、小脳⇔前頭葉系が衰え気味かもしれません。

上記のトレーニングを１日１回行うことをおすすめします。

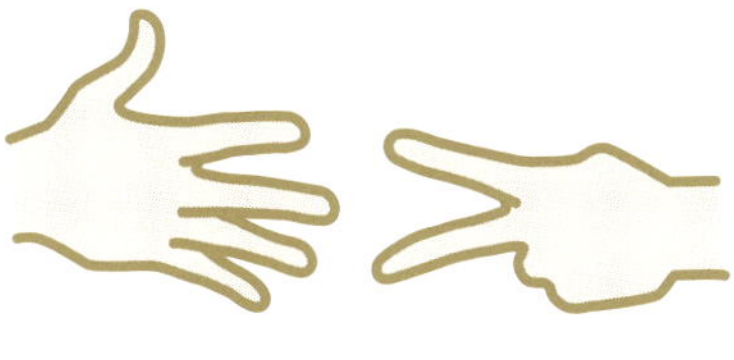

ひとりジャンケン

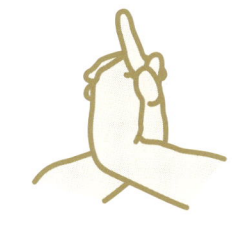

手組み指上げ

◎前頭葉を働かせるコツ——その５

難しい本を読もう

短期記憶力や並列処理力（デュアルタスク力）を鍛えたいなら、「速聴」はもとより、少し難しいと思える本を読むことも有効です。

難しい文章では、知らない言葉がいくつか出てきます。その言葉の意味を憶えるなり、そのままにしておくなりしながら読み進め、文章全体の意味を把握していきます。また、難しい本は、知らない言葉が出てくるだけでなく、その構成自体が、普段使っているものと違います。

そのような本を理解することは、短期記憶力や並列処理力なくしては不可能です。

楽に読めてしまう本を何冊読んでも、この力を鍛えることはできません。難しい本を読みましょう。

自分の知らない分野の本は、知らない言葉が多く、不慣れな文章構成となっているため、特におすすめします。

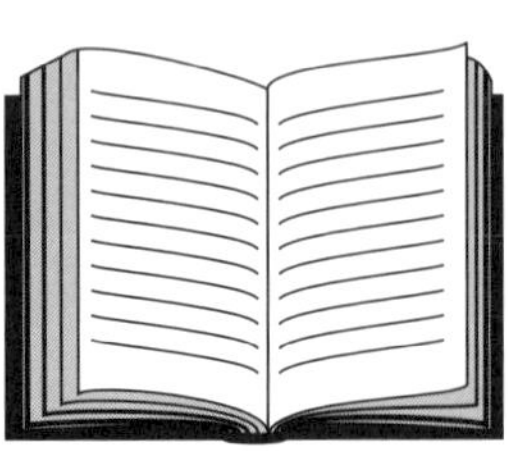

監修者　あとがき

株式会社エス・エス・アイ
最高執行顧問
田中 孝顕

速聴®の素晴らしい力

株式会社エス・エス・アイ最高執行顧問　田中 孝顕

脳力開発®に年齢は関係ない

すべてのテストが終わりましたが、あなたの脳は何歳でしたか。

結果がどうであれ、気にすることはありません。なぜなら、脳力開発に限界はないのですから。

何歳になろうと、脳は刺激を受けることで活性化し、新しい神経細胞すら生み出します。前頭葉を鍛えることで、ボケの予防だけでなく、症状の改善が見られたという素晴らしい報告もあるのです。

最初は誰でも聴き取れない

本書を通して初めて「速聴」を体験された方にとって、この高速音声を「言葉」として認識することは、難しいかと思われます。

しかし、最初は聴き取れなかった方も、何を言って

いるのか集中して聴こうと努めることで、集中力の向上が期待できます。

その場合、篠原先生の実験結果からもわかるとおり、ただ音声を聴くのではなく、一語一語に注意を向けて聴くことが、脳力アップのポイントです。

また、前頭葉の活動を活発にし、脳の情報処理速度を速めるため、記憶力や理解力といった脳力の向上も期待できるのです。

「速聴®」のインターチェンジ効果®

2回目に聴いた2倍速の方が、1回目と比べて音がゆっくりと聴こえたと思いますが、いかがでしょうか。

4倍速の音声を聴き取ろうと懸命に活動していた脳は、4倍速を聴き終わってからもしばらくの間その状態を維持しています。**4倍速の音声を聴き取ろうとフル活動していた脳の状態で2倍速の音声を聴いたため、最初よりも聴き取りやすく感じたのです。**

例えば、高速道路のインターチェンジの出口付近では、高速の運転に慣れているため一般道路を走る車の速さが通常よりも遅く感じられます。これと同じ状態が脳内でも起こっているのです。そのため、これを私は「速聴」による「インターチェンジ効果」と呼んでいます。

しかし、この「インターチェンジ効果」は、一過性のものにすぎません。

どれだけ身体を鍛えていても、動かなければ筋肉が落ちていくように、大脳も使わなければその機能はやがて衰えていきます。大脳を活性化した状態を保つためには、「速聴」を継続し習慣化する必要性があります。

「速聴®」で頭の回転が速くなる

本を読んだり、人の話を聴いたりしているとき、私たちは、目や耳を通して得たのと同じ情報を頭の中で言語として唱えています。これを「追唱《ついしょう》」といい、音韻ループを使ったこの機能を経て、初めて私たちは、情報を言語として理解するのです。

聴覚から入った情報は、ウェルニッケ中枢で言語として理解されます。そして、大脳神経回路を通じて、記憶や知覚、認識、運動などの各領域へ送られます。

この情報処理の速度は「追唱」の速度と比例します。

つまり、「追唱」の速度が速いということは「頭の回転が速い」ということなのです。

そのため、「速聴」によって、「頭の回転が速くなる」と考えられています。

「頭の回転が速くなる」といっても、脳の神経細胞が増えるわけではありません。それどころか、脳細胞は、通常、20歳前後を境にして衰えていくのです。

「速聴」でウェルニッケ中枢を刺激することで、ウェルニッケ中枢内および他領域との脳神経細胞の結びつきが密になります。脳細胞の減少を、このネットワークのつながりで補うことで、脳の衰えを防ぐことが期待できるのです。

この「追唱」の速度が速くなれば、頭の回転はもちろん、自然と本を読むのが速くなります。

本書の問題で、4倍速を聴きながら、同じ文章を目で追いましたが、この聴き方には速読の効果があるとされています。

これは「逆聴《ぎゃくちょう》」といい、「速聴」による速読の効果を、さらに発揮する方法です。

「〈速聴®対応〉脳力開発プログラム」で脳力向上

　実は、人間の大脳には、1カ所が刺激を受けて活性化されると、その効果がその部位と関係する他の部位にも及んでいく、という性質があります。これを大脳の「汎《はん》化《か》作《さ》用《よう》」といいます。そのため「速聴」による脳への刺激で、大脳は記憶、認識、運動などをつかさどる各領域をいっせいに活性化させるのです。

　「速聴」を行うことで、集中力、記憶力、理解力をはじめとした19の脳力が高まることが多数の「速

〈速聴®対応〉脳力開発プログラム（一例）

速聴®

4倍速再生可能な「速聴機」を使用し、〈速聴®対応〉脳力開発プログラムを集中して聴く脳力開発技法

＋

ナポレオン・ヒル・プログラム®
明確な目標を立て成功へのシナリオを構築するプログラム

SSPS-V2 システム®
潜在脳力を科学的に開発し、自己実現を図るプログラム

ピーカボー・プログラム
成功哲学・交渉術などの脳力開発と同時に英語が習得できるプログラム

CSVL®公務員プログラム
国家Ⅱ種・地方上級をはじめ、各種公務員試験突破へと導くプログラム

聴」ユーザーより報告されています。これは脳の「汎化作用」によるものと考えられています。

そこで本格的に「速聴」を開始されたい方には「速聴」に最適な「〈速聴®対応〉脳力開発プログラム」をおすすめします。

「〈速聴®対応〉脳力開発プログラム」には、さまざまな種類があります。10代の学生からビジネスマン、OL、主婦、そしてご高齢の方まで生涯教育の一環としてのご利用が可能となっています。

19の潜在脳力が開発されると考えられている
ジグ・ジグラー®・プログラム
自分自身を的確に見極め、
ビジネス、人生の成功をつかむ
プログラム
ジョゼフ・マーフィー・
ゴールデンプログラム®
潜在意識の力を導きだし、
無限の英知で道を開く
=
集中力
記憶力
理解力
判断力
企画力
観察力
創造力
総合把握力
決断力
実行力
先見力
表現力
学力
読解力
事務処理力
速読力
指導力
洞察力
速聴®力

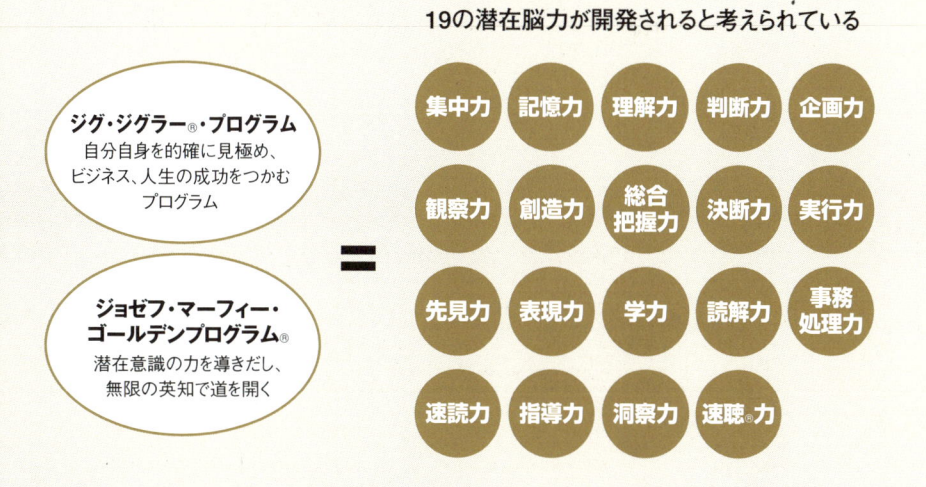

本書の問題で使用した「一つのことに集中する」という文章は、成功哲学の祖、ナポレオン・ヒルの著書の中から抜粋いたしました。このナポレオン・ヒルが世界の鉄鋼王アンドリュー・カーネギーの要請を受け、成功哲学を体系化したものが「〈速聴®対応〉脳力開発プログラム」の一つ、「ナポレオン・ヒル・プログラム」です。このプログラムでは、成功者の心構えを身につけ、自身の願望実現を目指します。

また、アルファ波に注目した「SSPS-V_2 システム」は、科学的に潜在脳力を引き出し、自己実現へとあなたを導きます。

篠原先生も本文で述べられているように、これらのプログラムでも、脳の「ミラーシステム」などに着目し、自分が目標とする人物のまね（モデリング）をすることの重要性を述べています。

まさに脳の機能に即したプログラムは、ビジネスや勉強、またプライベートでも必ずや、あなたの心強いパートナーとなることでしょう。

「速聴®」でさらなる脳力開発®を目指す

「速聴」によって脳力をいかに高めても、それをうまく使いこなすことができなければ、宝の持ち腐れです。

そのため、「〈速聴®対応〉脳力開発プログラム」では、メンタル面も含めたトータルな脳力開発を目指します。

何歳になっても脳を鍛えることはできます。あなたの脳はトレーニング次第でみるみる若返るのです。

今日からでも決して遅くありません。本書をきっかけに「速聴」で脳を活性化し、いきいきとした毎日を送られることを願ってやみません。

〈著者〉

篠原 菊紀 (しのはら　きくのり)

諏訪東京理科大共通教育センター教授、学生相談室長、東京理科大総合研究機構併任教授。脳神経科学、応用健康科学。多チャンネル NIRS を使って、「学習しているとき」「運動しているとき」「遊んでいるとき」など日常的な脳活動や、ちょっと変わった場面での脳活動を調べている。NHK「ためしてガッテン」「クローズアップ現代」「SHIBUYA DEEPA」「夏休み子ども科学電話相談」、日テレ「スッキリ!!」「おもいッきり DON!」「不可思議探偵団」、テレビ朝日「ガリレオ脳研」、フジテレビ「とくダネ！」「エチカの鏡」、テレビ東京「ニッポンのミカタ」などでの実験や解説などを通じて脳活動の面白さを伝えている。アミューズメント、教育、自動車産業などとの共同研究多数。著書に「30日で脳を鍛える逆聴リーディング」(きこ書房)「勉強にハマる脳の作り方」(フォレスト出版)など。ワーキングメモリトレーニング携帯サイト「しのはら式脳が良くなる研究所」(http://nouken.net/)運営中。

〈監修者〉

田中 孝顕 (たなか　たかあき)

1945年1月生まれ。国学院大学法学部卒。総理府(現・内閣府)事務官(公正取引委員会事務局〈現・総務省／公正取引委員会〉)、東急不動産(株)企画部、総務部を経て、1973年4月、SSI 人材活性研究所を設立。1979年2月、(株)SSI 人材活性研究所〈商号はその後、(株)エス・エス・アイに変更〉を創業し、代表取締役社長・最高経営責任者に就任。2007年株式会社エス・エス・アイ退任、現在、同社最高執行顧問となる。『SSPS システム』を開発、『ナポレオン・ヒル・プログラム』その他、各種プログラムを翻訳・開発した。『速聴機』を企画・開発し、ギネスブックから認定書を授与される。著書に『夢をあきらめる前に読む本』『スピード脳力開発　聴覚刺激で頭の回転が驚くほど速くなる』、別ジャンルでは『日本語の真実』、『ささがねの蜘蛛』(幻冬舎)、訳書として『思考は現実化する』『成功哲学』、エメノー／バロウ『オックスフォード大学ドラヴィダ語語源辞典』サンフォード・スティーヴァー『ドラヴィダ語言語学』、など多数。 2002年11月、米国ナポレオン・ヒル財団の上級顧問(シニア・アドバイザー)、ナポレオン・ヒル財団アジア／太平洋本部理事長に就任。2003年3月、日本人として初のナポレオン・ヒル・ゴールドメダルを受賞。2004年度には、高額納税者ベスト10に輝く。

脳がみるみる若返る　速聴®ドリル

2004年11月25日　第1刷発行
2010年6月30日　第5刷発行

著　者　篠《しの》原《はら》 菊《きく》紀《のり》
監　修　田《た》中《なか》 孝《たか》顕《あき》
発行人　川口 徹
編集人　松隈 勝之
発行所　きこ書房
〒163-0264 東京都新宿区西新宿 2-6-1 新宿住友ビル 22F
電話 03 (3343) 5364
ホームページ　http://www.kikoshobo.com
編　集　元木 優子

印刷・製本　中央精版印刷株式会社

ISBN 4-87771-126-0　C 0030
Printed in Japan